essentials

Springer Essentials sind innovative Bücher, die das Wissen von Springer DE in kompaktester Form anhand kleiner, komprimierter Wissensbausteine zur Darstellung bringen. Damit sind sie besonders für die Nutzung auf modernen Tablet-PCs und eBook-Readern geeignet. In der Reihe erscheinen sowohl Originalarbeiten wie auch aktualisierte und hinsichtlich der Textmenge genauestens konzentrierte Bearbeitungen von Texten, die in maßgeblichen, allerdings auch wesentlich umfangreicheren Werken des Springer Verlags an anderer Stelle erscheinen. Die Leser bekommen „self-contained knowledge" in destillierter Form: Die Essenz dessen, worauf es als „State-of-the-Art" in der Praxis und/oder aktueller Fachdiskussion ankommt.

Kurt Röttgers

Muße und der Sinn von Arbeit: Ein Beitrag zur Sozialphilosophie von Handeln, Zielerreichung und Zielerreichungsvermeidung

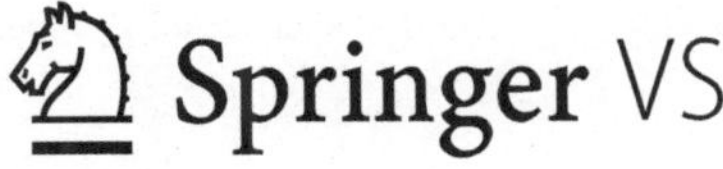

Prof. Dr. Kurt Röttgers
FernUniversität in Hagen
Hagen, Deutschland

ISSN 2197-6708   ISSN 2197-6716 (electronic)
ISBN 978-3-658-05385-7   ISBN 978-3-658-05386-4 (eBook)
DOI 10.1007/978-3-658-05386-4

Die Deutsche Nationalbibliothek verzeichnet diese Publikation in der Deutschen Natio-
nalbibliografie; detaillierte bibliografische Daten sind im Internet über http://dnb.d-nb.de
abrufbar.

Springer VS

Gedruckt auf säurefreiem und chlorfrei gebleichtem Papier

Springer VS ist eine Marke von Springer DE. Springer DE ist Teil der Fachverlagsgruppe
Springer Science+Business Media
www.springer-vs.de

Was Sie in diesem Essential finden können

- Eine philosophische Klärung des Sinnbegriffs im allgemeinen und des Begriffs des Sinns von Arbeit im besonderen
- Einen Überblick und eine Kritik der klassischen Arbeitsanthropologie und des Arbeitsethos
- Eine Klärung des Zusammenhangs des Sinns von Arbeit und der Vorstellung von Muße
- Eine Kurzfassung der Grundideen einer an Medialität ausgerichteten Sozialphilosophie („kommunikativer Text")

Vorwort

Die Vorgänger-Print-Version dieses Essays ist erschienen in dem Band „Sinn von Arbeit. Soziologische und wirtschaftsphilosophische Betrachtungen", hrsg. v. Wieland Jäger u. Kurt Röttgers. Wiesbaden 2008. Dieser Band gibt die Beiträge wieder, die auf dem II. Hagener Kolloquium zur Wirtschaftsphilosophie vorgestellt und diskutiert wurden. Veranstaltet wurde das Kolloquium im November 2006 vom Christian-Jakob-Kraus-Institut für Wirtschaftsphilosophie der FernUniversität in Hagen und gefördert von der Hans Böckler Stiftung. In dem Kolloquium diskutierten Soziologen, Ökonomen und Philosophen in einem interdisziplinären Gespräch Fragen, die damit zusammenhängen, daß sich die Einstellung zur Arbeit zu Anfang des 21. Jahrhundert grundlegend zu wandeln beginnt. Das grundsätzlich unbefragte Arbeitsethos der Neuzeit gilt nicht mehr ohne weiteres und Fragen werden laut wie: Liegt der Sinn von Arbeit in dieser selbst oder in der Ermöglichung eines möglichst opulenten Anderen-der-Arbeit? *Hat* Arbeit einen Sinn oder bezieht sie ihren Sinn daraus, Mittel zu einem anderen in sich Sinnvollen zu sein? Ist Arbeit als Mitte, als Medium einer gemeinsamen sinnstiftenden Praxis aufzufassen, oder aber als bloßes Mittel einer zweckrationalen, technischen Orientierung auf einen Sinn, der von außen zukäme? Diesen und damit zusammenhängenden Fragen gingen die Soziologen Eckart Pankoke, Wieland Jäger, Ute Luise Fischer und Thomas Mathys, der Ökonom Reinhard Pfriem und die Philosophen Christian Bermes und Kurt Röttgers nach.

Inhaltsverzeichnis

Die Frage nach dem Sinn (Wozu Sinn und nicht vielmehr Unsinn?)   1

Der Sinn von Arbeit ist nicht gegeben, wie überhaupt sich Sinnfragen nicht durch hinweisende Aussagen erledigen lassen. Dem Sinn kommt man nicht näher, indem man genau hinschaut und dann von einer präzisen Beschreibung des Gesehenen oder von als gesehen Erahnten und im Sehen oder Erahnen sich Gebenden Sinnoffenbarungen erwarten könnte. Sinn ist, wenn man so will, kein Ding, sondern eine Bedingung. Sinn ist nicht nur unsichtbar, sondern unsinnlich. Und meinte man, so etwas wie Sinn erhascht zu haben, dann entzieht er sich bereits im nächsten Moment, denn Sinn ist ebenfalls wesentlich temporal. Er baut sich auf und ab, er dauert nicht, sondern taucht auf im Übergang von einem Zustand zu einem anderen, manchmal blitzhaft als ein Ereignis,[1] manchmal durch Verschiebung von Geltungszusammenhängen, manchmal in der Doppeldeutigkeit einer Spur. Wenn – in der Philosophie zumal – nach dem Sinn gefragt wird, dann verweist eben dieses Fragen auch darauf, daß wir immer geplagt sind von einem Mangel an Sinn; und wenn sich Sinn auftut, dann doch immer in einem Rahmen von Unsinn. „Der Sinn – und dieser Satz steht fest – ist stets der Unsinn den man läßt."[2] Der Sinn als unterlassener Unsinn ist einer der Verweise darauf, daß Sinn nicht unmittelbar zu haben ist, sondern hier via negationis, anderswo in Form anderer Vermittlungen. Einer, der das nicht wahrhaben wollte, ist in seinem philosophischen Anspruch auf Unmittelbarkeit des Sinnausdrucks gescheitert – Rousseau. In der Philosophie gilt immer ein Begehren durch einen Mangel an Sinn. Aber daß uns das nicht gleichgültig lassen kann, liegt daran, daß er eine der Funktionspositionen ist, durch die das Soziale besteht.[3] Daß der Sinn beheimatet ist in einer Welt des Unsinns, läßt ein

---

[1] „Man soll also nicht fragen, was der Sinn eines Ereignisses sei: Das Ereignis nämlich, das ist der Sinn selbst." Deleuze (1993, S. 41).

[2] Marquard (1986, S. 33–53, hier S. 33).

[3] Mehr dazu unten; s. aber auch Luhmann (1971, S. 25–100); dazu auch Schützeichel (2003).

K. Röttgers, *Muße und der Sinn von Arbeit: Ein Beitrag zur Sozialphilosophie von Handeln, Zielerreichung und Zielerreichungsvermeidung*, essentials, DOI 10.1007/978-3-658-05386-4_1, © Springer Fachmedien Wiesbaden 2014   1

Changieren zu, was sich sowohl in der kritischen und demaskierenden Einstellung der Entlarvung vermeintlich sozial verbindenden Sinns als eine Manifestation von Unsinn äußern kann, als aber auch die Sinnstiftungen durch Metaphorik: Was Unsinn zu sein schien gemäß vorgegebenen Kriterien eines Diskurses, erweist sich jäh als Sinnstiftung über den Umweg eines anderen Diskurses. Weil Sinn etwas sozial Verbindendes leistet, ist es so leicht, einzelnen Individuen zu unterstellen, daß sie den eigentlichen Sinn, z. B. ihres eigenen Tuns verfehlen. Der Sinn ist nicht *in* den Individuen, kann nicht von ihnen gehabt werden, sondern der Sinn ist zwischen den Individuen, ist gemeinsam geteilter Sinn, wie man ja auch den Sinn „zwischen den Zeilen" vermutet. Die Vermitteltheit von Sinn läßt sich aber auch nicht dadurch überschreiten, daß man nach einem Meta-Sinn suchte, der die Unsicherheit der Vermittlungen in eindeutiger Sinn-Identifikation aufzuheben versprechen könnte. Überhaupt gilt, daß Sinn nicht (mehr) von außerhalb kommt, von irgendeiner transzendenten Instanz, sondern Sinn ist weltimmanent, in der Immanenz eines Zwischen. Das Mitsein, ein Terminus Heideggers, den er fast beiläufig zur Charakterisierung der Seinsstruktur des Daseins verwendet, rückt bei Nancy zu einem ontologischen Zentralbegriff auf, mit dem er den Sinn von Welt verbindet.[4] Diese wesentliche Gemeinsamkeit von Sinn verstärkt sich bei Blanchot; er nimmt Nietzsches zugespitzten Satz „Einer hat immer Unrecht: aber mit Zweien beginnt die Wahrheit"[5] auf und verbindet ihn mit dem Gedanken, daß der Sinn ein Prozeß ist, so daß sich ein zweifacher, sich durchkreuzender Sinn-Pluralismus ergibt.[6]

---

[4] „Ce qu'il en est . . . de ce ‚avec' n'engage rien de moins que la texture même du monde, le monde comme l'être-exposé-des-uns-aux-autres . . . Tout le sens passe par là – et c'est encore trop peu dire: tout le sens est à même cet être ‚avec'." Nancy (1993, S. 117).

[5] Nietzsche (1980, S. 517).

[6] Blanchot (1969, S. 227–255, hier S. 232). Der deutsche Übersetzer Marcus Coelen erspart sich offenbar die Überprüfung des Nietzsche-Zitats und rückübersetzt Nietzsche anscheinend aus dem Französischen. Blanchot (2010, S. 184).

Die Anthropologie der Arbeit als erster Zugang

2

Nach diesen Vorbemerkungen zum Begriff des Sinns allgemein, fragen wir nun in dem skizzierten Sinne weiter nach dem Sinn von Arbeit. Wollte man dabei dem Sinn von Arbeit in vermeintlich direktem Zugang nachspüren, dann könnte man, wenn man die Überlegungen zum Sinnbegriff ignorierte, auf den zunächst einmal sich anbietenden, simplen Gedanken kommen, eine Kulturgeschichte des Arbeitsethos nachzuzeichnen, was freilich dem skizzierten Sinnbegriff nicht entspräche. Dann würde man Max Webers These begegnen, daß sich die Entstehung des Arbeitsethos dem Calvinismus verdankt entgegen der altgriechischen Vorstellung, daß Arbeit schändet und möglichst zu vermeiden oder an die Sklaven abzugeben sei. Man würde dann der Lockeschen These begegnen, daß der Mensch durch Eigentum definiert sei, zunächst Eigentum an seiner Person, dann Eigentum alles dessen, was er sich durch Arbeit erworben hat. Man würde sehen, wie die Lebendigkeit des menschlichen Lebens selbst als Arbeitsprozeß verstanden worden ist. Man würde zu der Einsicht vorstoßen, die Martin Jörg Schäfer folgendermaßen beschreibt: „Wer gearbeitet haben wird, der wird ein Mensch gewesen sein. Das Arbeiten kommt zu keinem Abschluss. Es muss sich fortsetzen, um bei sich anzukommen. Die Arbeit darf nicht aufhören, damit der Beweis nicht aufhört und somit der Mensch, jeder Mensch für sich, ein Mensch bleibt."[1] Man erhielte so eine zwar nicht homogene Sicht auf das Phänomen, wohl aber (vielleicht) eine homogenisierte Geschichte eines Diskurses. Diese homogenisierte Geschichte müßte aber fortwährend das Andere zwischen den Zeilen dieses Diskurses negieren: die Nichtarbeit der Arbeitsscheuen und der Arbeitslosen (und der Rhetorik, die beide zu identifizieren trachtet), die Faulheit seligen Nichtstuns (dolce farniente) und den Müßiggang des ästhetischen Genießens und eines gelingenden Lebens jenseits einer allumfassen-

---

[1] Schäfer (2013, S. 96).

K. Röttgers, *Muße und der Sinn von Arbeit: Ein Beitrag zur Sozialphilosophie von Handeln, Zielerreichung und Zielerreichungsvermeidung,* essentials, DOI 10.1007/978-3-658-05386-4_2, © Springer Fachmedien Wiesbaden 2014

den Arbeitsamkeit – sowie eben die Muße. Und so scheint es angezeigt, dem Sinn von Arbeit von diesem letzteren unter seinen Gegenbegriffen her aufzuspüren.

Fragen wir daher nach dem Sinn von etwas Bestimmtem, z. B. hier konkret nach dem Sinn von Arbeit, dann läßt sich dieser Sinn eruieren durch den Bezug zum normativen Diskurs einerseits, zum epistemischen Diskurs andererseits oder (normalerweise) durch eine Kombination beider. Wegen der Zero-Position des Sinns können wir diese Frage eben wegen der Indirektheit von Sinn nur modo obliquo angehen. Martin Jörg Schäfer drückt das so aus: „Eine über die Arbeit gefasste ‚Menschlichkeit des Menschen' wird erzählt und über Erzählmuster, semantische Ordnungen und rhetorische Figuren als Behauptung inszeniert…"[2] Zudem wird die Menschwerdung durch Arbeit nie erreicht, sondern immer aufgeschoben, so daß einerseits immer weiter im Dienste der Menschwerdung gearbeitet werden muß, andererseits sich darüber ein unendliches Gerede von der Arbeit und ihrem „Menschlichkeitsversprechen"[3] erhebt, was wiederum dazu führen kann, daß dieses Gerede als Geschwätz um die Menschlichkeit abgetan werden kann. Aber Schäfer zeigt in seiner beeindruckenden Studie auch, wie die von Locke formulierte Arbeitsanthropologie von Anfang an von ihrem „Doppelgänger" begleitet ist, nämlich als ästhetische Ausnahme von der Arbeit, die doch zunächst immer auf die Arbeitsanthropologie bezogen bleibt.

Wir beziehen unsererseits hier diese Doppelheit auf die normative und die epistemische Ausrichtung des Diskursiven und können dann sagen: Arbeit kann sowohl in einem deskriptiven Sinne als Selbstwerdung des Menschen verstanden werden, als auch – kehrt man die Richtung um – in einem normativen Verständnis, daß Arbeit so sein soll, daß sie der Selbstwerdung des Menschen dient. In Verfolgung der ersten Ausrichtung erhält man die Grundlinien der Eigentumslehre des possessiven Individualismus[4]: Eigentum als Moment der Selbstwerdung des (als Individuum verstandenen) Menschen durch Arbeit. In der zweiten Richtung kann man Kriterien formulieren, wie Arbeit beschaffen sein muß, damit sie der Selbstwerdung des Menschen dienen kann: also z. B. kreativ, unentfremdet und was dgl. Forderungen seit 1800 aufgestellt worden sind. Evidentermaßen bewegen sich aber beide *innerhalb* der Arbeitsanthropologie. Aber genau da liegt auch die Problematik eines solchen Vorgehens, nämlich ein bestimmtes Menschenbild voraussetzen zu müssen, dessen Grundlinien nicht unproblematisch sind.

---

[2] Schäfer (2013, S. 17).

[3] Schäfer (2013, S. 154).

[4] Zur Prägung dieses Begriffs im Hinblick auf die Eigentumslehre von Locke s. C. B. Macpherson: The Political Theory of Possessive Individualism: Hobbes to Locke. Oxford 1962, dt. als: Die politische Theorie des Besitzindividualismus, 3. Aufl. Frankfurt a. M. 1990.

Denn was ist der Mensch? Ich sehe aber nicht, daß wir diese Frage schon geklärt hätten und auch nicht, daß wir der Klärung nahe wären. Die These, daß *der* Mensch nur ein Säkularisat einer Position ist, die vormals Gott zukam, stammt von Odo Marquard.[5] In der Nachfolge dieser These formuliert Andreas Hetzel zugespitzt: „In der Natur des anthropologischen Menschen verbirgt sich ein listiger Gott, der seinen eigenen Tod nur vorgetäuscht hat."[6] Martin Heidegger, nachdem er das angesammelte empirische Wissen über den Menschen von der Medizin bis zur Weltanschauungslehre aufgezählt hatte, stellt fest: „Keine Zeit hat so viel und so Mannigfaltiges vom Menschen gewußt wie die heutige. . . . Aber auch keine Zeit wußte weniger, was der Mensch sei, als die heutige."[7] Und so wie sich Heidegger weigerte, Metaphysik (Ontologie) auf Anthropologie zu gründen, so weigere auch ich mich in der Nachfolge von § 26 von „Sein und Zeit" und dem, was Jean-Luc Nancy in seiner Sozio-Ontologie daran anknüpfend daraus gemacht hat, die Philosophie des Sozialen auf eine Anthropologie zu gründen.[8] Gerhard Gamm spricht gar vom „Scheitern aller anthropologischen Versuche, das Wesen des Menschen zu bestimmen."[9]

Aber Handlungstheorien bemühen als ihre zuweilen auch verschwiegene Grundlage eine Anthropologie.[10] Eine am Netz und, wie wir sehen werden, damit an Medialität orientierte Sozialphilosophie jedoch braucht keine anthropologischen Grundlagen, man darf sie daher vielleicht eine postanthropologische Theorie nennen. Sie ist darum nicht gleich als transhumanistisch oder gar antihumanistisch zu beargwöhnen, obwohl eine bestimmte Sorte von Humanismus (ich möchte ihn den „säuselnden" nennen) von Heidegger einerseits, Benjamin andererseits durchaus unter Verdacht gestellt werden konnte. Die Möglichkeit einer echten humanistischen Praxis ist nicht gebunden daran, daß ihr eine anthropologische Theorie zur

---

[5] Marquard (1981, S. 39–66).

[6] Hetzel (2001, S. 66).

[7] Heidegger (2010, S. 209).

[8] M. Heidegger: Sein und Zeit. 8. Aufl. 1957, § 26 (S. 117–125), ders.: Kant und das Problem der Metaphysik, § 37 (S. 208–214), (Nancy 2004).

[9] Gamm (2000, S. 7).

[10] Wie sich das anthropologische Interesse einem polizeylichen Zugriff auf die „Leute" verdankt, zeigt W. Seitter: Menschenfassungen. Studien zur Erkenntnispolitikwissenschaft (München 1985, S. 116–133). Daß schon Husserls Psychologismus-Kritik auch eine Kritik der Anthropologie impliziert, dazu W. Welsch: The Human – Over and Over Again.- In: Weakening Philosophy. Essays in Honour of Gianni Vattimo, hrsg. v. S. Zabala. (Montreal & Kingston, London, Ithaca 2007, S. 87–109, bes. S. 94 ff.) Da hilft auch keine Anthropologie gemäß einer Logik des „Ohne", die den Menschen genau dadurch zu bestimmen versucht, was ihm fehlt: M. Crowley: L'homme sans. Politiques de la finitude (Lamecy 2008, bes. S. 39–49).

Grundlage dient. Erst unsere Postmoderne[11] konnte denn auch den theoretischen Mut aufbringen, die inzwischen faktisch eingetretene Dezentrierung des Menschen anzuerkennen, ohne zugleich in den Verdacht der praktischen Inhumanität zu geraten. Im Gegenteil sind es ja die fundamentalistischen Menschenbilder, die dazu anleiten, ideologisch-imperialistisch gewisse Andere als nicht im vollen Sinne Menschen anzusehen und zu markieren. Für eine medialitätsorientierte Sozialphilosophie ist praktische Humanität nicht ausgeschlossen, und die Praxis eines solchen Denkens ist nicht unmoralisch. Eine postanthropologische Sozialphilosophie geht nicht mehr von *dem* Menschen und einem Wissen über *den* Menschen als Bedingung jeglicher Sozialphilosophie aus.[12] Statt von dem Menschen, sollte man daher von den Menschen reden; aber an einer solchen Vielheit in Verschiedenheit scheitert jegliche Anthropologie.

Die Philosophie des Sozialen, die nach dem Sinn von Arbeit fragt, kann methodisch nicht von einer Fundierung durch Anthropologie ausgehen; denn die Fiktion der Natur des Menschen reicht nicht aus, den Vermittlungszusammenhang des Sozialen aufzuklären. Das Leben, sei es nun das individuelle Seelenleben oder sei es auch das soziale Leben, ist je schon ein vermitteltes und gibt uns nicht eine solche Unmittelbarkeit ab, daß sie zum Ausgangspunkt gewählt werden könnte. Das ist der Grund, warum wir im folgenden nicht von einer vermeintlichen Unmittelbarkeit irgendeiner Art ausgehen werden, sondern von der Vermitteltheit selbst, dem Medium, dem Zwischen, konkret vom kommunikativen Text, der uns trennt und verbindet, m. a. W. in dem wir in Berührung stehen.[13] Anders gesprochen: wenn

---

[11] Es ist wahr, es gibt diejenigen, die ignorieren (möchten), daß es einen epochalen Wandel gibt. Sie tun gut daran; denn wenn es wirklich ein epochaler Wandel ist, dann kann er von denen, die er betrifft, nicht bemerkt werden; dazu wäre der Abstand des Philosophen vom Getriebe nötig, d. h. eine souveräne Perspektive. Ludwig XVI. konnte die Französische Revolution nicht erkennen, wie M. Blanchot notierte: L'Entretien infini. Paris 1969, S. 394, er hielt sie bekanntermaßen einfach für einen Aufstand. – Vielleicht aber ist andererseits gerade das die größte Gefahr, daß wir uns weiter im Diskurs der Politik bewegen und daher die Zeichen der Zeit nicht erkennen können, so daß dieses politische Handeln in seiner Verzweiflung gefährliche Dinge meint unternehmen zu müssen, z. B. da, wo der freie, globalisierte Markt nicht das erbringt, was die Politik von ihm erwartet hatte, kriegerisch nachzuhelfen, so die Kriege der USA im Nahen Osten zur Sicherung der Versorgung der USA mit Erdöl; s. dazu J. Derrida: Schurken, S. 146, der William Cohen mit der Maxime zitiert, daß die USA jeden Staat zum Schurkenstaat erklären und gegen ihn vorgehen wird, der die Märkte oder die Versorgung mit Ressourcen der USA gefährdet.

[12] Über die Konzeption eines Menschlichseins, einer praktischen Humanität also, ohne ein (Wissen vom) Wesen des Menschen bei Bataille, s. M. Crowley: L'homme sans, S. 39–55.

[13] Es könnte natürlich sein, daß es ist, wie Sybille Krämer vermutet: „Die Mittelbarkeit des Mediums ist angewiesen auf die Illusion einer Unmittelbarkeit" – aber eben eine Illusion und eignet sich daher nicht als Ausgangsbasis (Krämer 2008, S. 30).

es also die Menschen (im Plural) gibt, und daran kann ja kein Zweifel sein, ist das allein noch kein hinreichender Grund, den Menschen als Ausgangspunkt einer Theoriebildung über das Soziale zu wählen.

Schäfer exemplifiziert das Verlassen dieser diskursiven Immanenz einer Anthropologie der Arbeit an zwei Autoren, nämlich Nietzsche und Benjamin; Gisela Dischner markiert als Ursprung einer solchen Digression bereits die frühromantische Theorie des Müßiggangs von Friedrich Schlegel.[14]

---

[14] Dischner (2011).

Modo obliquo: Was ist Nichtarbeit?   3

Sinn erschließt sich, wie gesagt, nur mittelbar, und zwar in demjenigen Text, der sich zwischen uns webt, uns trennt und verbindet, d. h. im kommunikativen Text des Sozialen.[1] Solches Sicherschließen ist ein obliquer (indirekter) Modus des Textes. Ebenso wie man nicht fragen kann, wer genau das Selbst ist, oder, wann genau die Gegenwart ist, so kann man nicht fragen, was genau denn der Sinn ist,[2] z. B. der Sinn *des* oder meines oder deines Lebens, oder aber auch der Sinn der Arbeit. Daher sind zunächst einmal solche Sätze sinnlos, wie, der Sinn der Arbeit sei das Leben, oder der Sinn des Lebens sei die Arbeit.[3] Nach dem Sinn läßt sich nicht direkt fragen, bzw. man erhält dann nur sinnlose Antworten, weil zusammen mit Gegenwart und Selbst der Sinn eine Funktionsposition des kommunikativen Textes ist, und zwar jene Zero-Funktionsposition, die Bezüge ermöglicht, d. h. die in dieser Hinsicht eine transzendentale Funktion hat. Von der Gegenwart nämlich werden die Relationen zu Vergangenheit und Zukunft konstituiert, und ohne diese Bezüge (Relationen) ist die Gegenwart leer; und vom Selbst aus werden die Relationen zum inneren und äußeren Anderen gestiftet, ohne sie bleibt uns nur ein leeres Selbst, und vom Sinn aus schließlich ergeben sich die Relationen auf das Normative (was soll geschehen?) und auf das Epistemische (was ist der Fall?).[4]

Um im modo obliquo der Aufhellung des Sinns von Arbeit weiterzukommen, empfiehlt es sich also, von dem Begriff auszugehen, der das diskursive Verlassen der Arbeitsanthropologie anzeigt, nämlich einem zunächst weiten Begriff der

---

[1] Dazu ausführlich K. Röttgers (2012).

[2] Zur Indirektheit von Sinn s. O. Marquard (1986).

[3] Zu diesem Zusammenhang s. beispielsweise M. J. Schäfer: Die Gewalt der Muße.

[4] Der Zusammenhang von Denken und Handeln ist eine der Grundthesen des späteren Heidegger, was freilich einen nicht-subjektzentrierten Handlungbegriff voraussetzt, sondern einen, der die Zäsur, das Geschehen eines Ereignisses in den Mittelpunkt rückt.

K. Röttgers, *Muße und der Sinn von Arbeit: Ein Beitrag zur Sozialphilosophie von Handeln, Zielerreichung und Zielerreichungsvermeidung,* essentials, DOI 10.1007/978-3-658-05386-4_3, © Springer Fachmedien Wiesbaden 2014

Nichtarbeit. In diesem Begriff fließt als einem reinen, zunächst abstrakten auf den Arbeitsbegriff bezogenen Negationsbegriff vielerlei zusammen: Faulheit[5], Arbeitslosigkeit[6], Nichtstun (dolce farniente)[7] Müßiggang[8], Muße, Ruhestand u. a. Vom calvinistisch-kapitalistischen Arbeitsethos aus gesehen, stellt sich Müßiggang als eine „Zeitverschwendung" dar, aber das ist natürlich Unsinn; Zeit läßt sich nicht „verschwenden", es gibt lediglich verschiedene Arten der Nutzung von Zeit: aus der Sicht des Müßiggangs könnte man daher sogar die Arbeitszeit als „Zeitverschwendung" darstellen. Wir werden uns im folgenden auf Muße (mit Seitenblicken auf Müßiggang) beschränken.

---

[5] P. Lafargue (1883); ferner G. Simmel 2004, S. 392–397, dort heißt es: „... alle höhere Entwicklung wird vom Willen zur Faulheit geleitet. Lassen wir uns nicht von dem Anschein der Unruhe und Geschäftigkeit blenden ... Nichts anderes ist jede Thätigkeit, als die Brücke zwischen zwei Faulheiten, und alle Cultur arbeitet, daß sie immer kürzer und kürzer werde." (S. 392).

[6] Zur Prägung des Begriffs Ende des 19. Jh. s. Conrad et al. (2000, S. 449–475).

[7] Selbst der Arbeitsfanatiker Rousseau, für den einer der Hauptgründe gegen das Theater der sogenannte Zeitvertreib ohne Arbeitsamkeit war, (Rousseau 1967, S. 65 f.) pries später (jedenfalls für sich selbst!) das „dolce farniente". (Rousseau 2003, S. 85). Und Christian Jakob Kraus, jener „workoholic without a work", entdeckte für sich (spät) die „ganz fremde Kunst ..., die edle Kunst nichts zu thun, oder zu vegetieren..." zit. in Röttgers (1993, S. 60).

[8] Dischner (1980), Schlegels „Idylle über den Müßiggang" aus der „Lucinde" findet sich dort S. 60–65; cf. auch Dischners „Prolegomena zu einer Theorie des Müßiggangs", ibd., S. 185–192; cf. ferner die in Anm. 6 genannte Schrift der Autorin. Wußte eine alte Volksweisheit der Deutschen „Müßggang ist aller Laster Anfang", so ist mit Gisela Dischner seit der Frühromantik auch sagbar geworden „Müßiggang ist aller Lüste Anfang", verstanden vor allem als Liebes-Lüste. Dischner (2011, S. 39).

Arbeit und Zeit 4

Befragt man jedoch das Alltagsbewußtsein nach dem Gegenbegriff von Arbeit, so wird man in vielen Fällen hören, das sei die Freizeit. In einigen anderen Fällen vielleicht auch, das sei die Arbeitslosigkeit. Die erste Antwort ist insofern interessant, als hier dem Arbeitsbegriff ein Zeitbegriff entgegengestellt wird, was, rein logisch gesehen, ein Kategorienfehler ist, was aber – nun nicht-normativ gesprochen – nichts anderes heißt, als daß auch an Arbeit das Zeitmoment für wesentlich erachtet wird („Zeit ist Geld", sagt man). Nun könnte man, ökonomisch oder soziologisch gesinnt, meinen, es ginge um Abgrenzungen einer objektiven und durch die Objektivität von Uhren meßbaren Zeit des Arbeitens von einer ebenso meßbaren Zeit des von Arbeit freien Lebensvollzugs. Schon die letztere Formulierung dürfte Zweifel aufwerfen. Denn was tut der, der nur lebt und in diesem Lebensvollzug jeden Anschein vermeidet, seine Tätigkeiten könnten Arbeiten sein, lebt er etwa außerhalb der Zeit? Gewiß, man sagt auch, daß dem Glücklichen keine Stunde schlage, aber im Grunde meint man doch damit, daß er es nur nicht bemerke, wie die Zeit verrinnt. Dieses Glück ist eben nicht verfügbar, sondern ist, wie bereits die Antike wußte, „ein Geschenk der Götter".[1] Da das Außerhalb von Zeit unsinnig würde, haben wir uns daran gewöhnt, die Redeweise zuzulassen, daß auch in der Frei-Zeit, der arbeitsfreien Zeit also, gearbeitet werden könnte, und zwar keineswegs nur im Sinne von Schwarzarbeit. Also gewöhnte man sich an, die entlohnte Zeit der Arbeit von der nicht-entlohnten Zeit eines Arbeitens innerhalb der sogenannten Frei-Zeit zu unterscheiden. Dadurch aber verschwindet der Arbeitsbegriff, und es bleibt lediglich eine durch Geldzuwendungen definierte Lebenszeit im Unterschied zu einer nicht durch Geldzuwendungen definierten Lebenszeit. Dann aber werden wir sofort von der nächsten Frage belästigt: Wie ist das dann mit den Sozialhilfeempfängern, den geschiedenen Ehefrauen, den Kindern, den Rentnern, den

---

[1] Martin (1984, S. 257–260, hier S. 258), mit Bezug auf Vergil, Eklogen I, 6.

K. Röttgers, *Muße und der Sinn von Arbeit: Ein Beitrag zur Sozialphilosophie von Handeln, Zielerreichung und Zielerreichungsvermeidung*, essentials, DOI 10.1007/978-3-658-05386-4_4, © Springer Fachmedien Wiesbaden 2014

Superreichen, die ihr Geld „arbeiten" lassen, u. ä. Diese erhalten für ihre von Lohnarbeit freie Zeit dennoch Geld, gänzlich unabhängig davon, ob sie im zweiten Sinne von Arbeit arbeiten oder nicht. Also scheint auch dieses Abgrenzungskriterium zusammenzubrechen. Weder eine arbeitende Tätigkeit noch eine Geldzuwendung scheint ein mögliches Kriterium der Unterscheidung von Arbeit und Freizeit abzugeben. Wodurch haben wir dieses begriffliche Chaos verdient, das sich gewiß auch noch steigern ließe? Der Autor hätte das Chaos nicht angerichtet, wenn er nicht zu wissen glaubte, wie wir zwar nicht aus dem Labyrinth herausfinden, das ja gar kein Chaos ist, sondern ein Zuviel an Ordnung,[2] wohl aber, wie wir die nächste Ecke in ihm meistern können. Und dieser Rat sieht folgendermaßen aus.

Der Grundfehler ist es, den Arbeitsbegriff, insoweit wir ihm seit der Frühen Neuzeit eine Sinnkonstitutionsleistung zutrauen, an den Begriff der objektiven Zeit anzubinden. Im Begriff der objektiven Zeit werden – darin sind wir alle immer noch newtonianische Simpels – die konstituierenden Zeitobjektivationen gänzlich unterschlagen.[3] Faßte Newton Zeit als einen leeren Gedanken Gottes auf, so bleibt nach der Säkularisierung von der gleichen Zeitauffassung übrig, daß Zeit ein leerer Gedanke des Kapitals ist. Geht man aber hinter diese Kontingenz der Zuschreibung leerer Gedanken zurück, eine Art phänomenologischer Reduktion, so trifft man auf die Zeitkonstitution – Husserl hätte gesagt: im Bewußtsein, wir sagen: – in der Medialität des kommunikativen Textes. Kurz gesagt, heißt das Folgendes: Der Präsenz des Erlebens und Handelns von Selbst und Anderem im Kontext von Wissen und Normen stehen sich differentiell gegenüber temporale Nähe und temporale Distanz einerseits, Vergangenheit und Zukunft andererseits.[4] Zeitobjektivationen verdanken sich diskursiver, sozialer und temporaler Reflexionen auf der Grundlage von Distanznahmen und sind daher nur denkbar in Absetzung von einer als vorgängig gedachten temporalen Nähe. Auf diese Weise ist die Sinnkonstitution objektiver Zeit rückgebunden an die Präsenzzeit des Mediums, ohne daß allerdings

---

[2] Röttgers (2013).

[3] Welskopf (1962, S. 6) macht darauf aufmerksam, daß für die Griechen Muße zu haben, bedeutete, Herr über die Zeit zu sein und nicht ein Abstraktum wie die (objektive) Zeit über sich herrschen zu lassen. Ortega y Gasset (1949, S. 60) deutet es noch entschiedener: „Die Alten teilten das Leben in zwei Zonen ein: die eine, die sie otium nannten, die Muße, die nicht die Negation der Tätigkeit ist, sondern das Sich-Beschäftigen mit dem Menschlichen, das sie als Herrschaft, Organisation, Verkehr, Wissenschaft, Künste deuteten. Die andere Zone, die erfüllt ist von Anstrengung, um die elementaren Bedürfnisse, um alles, was jenes otium möglich macht, zu befriedigen, nannten sie negotium, wodurch sie treffend den negativen Charakter bezeichneten, den sie für den Menschen hat."

[4] Ausführlicher dazu Röttgers (2002), sowie Mack und Röttgers (2007, S. 10–58), Röttgers (2012).

so etwas wie eine Unmittelbarkeit der Präsenz oder Mittelbarkeit der Nichtpräsenz zwangsläufig unterstellt werden müßte. Denn Unmittelbarkeit – darin ist Hegels Einsicht zu folgen – ist stets nur als vermittelte Unmittelbarkeit zu haben. Präsenz ist kein gründungsmythischer Ursprung, sondern Präsenz ist stets schon Differenz: Ur-Sprung.[5] Das hat Folgen. Die Unterscheidung zwischen Arbeit und Freizeit ignoriert, weil sie objektive Zeit unbefragt voraussetzt, die Zeit- und Sinnkonstitutionsbedingungen. Um diese nun einzubinden, verwende ich im folgenden den Begriff der Muße[6] als Gegenbegriff zum Arbeitsbegriff.[7]

---

[5] Daß der Ursprung ein Ur-Sprung, d. h. eine Differenz ist, charakterisiert alle Philosophien der Differenz von Heidegger und Lévinas über Derrida bis zu Deleuze und Lyotard, s. dazu Kimmerle 2000 (zuerst als Studienbrief der FernUniversität in Hagen).

[6] Sehr viel verdanke ich (und wird jeder Leser verdanken) dem Bändchen von Schürmann (2003); das ist im folgenden nicht jeweils einzeln nachgewiesen.

[7] Anders Th. W. Adorno in seiner Rede „Freizeit". Er meint, daß man früher „Muße" statt „Freizeit" gesagt habe und damit auch etwas anderes gemeint habe, nämlich das „Privileg unbeengten Lebens", etwas „Glückvolleres" als Freizeit heute meine. Doch endet sein Vortrag mit der Hoffnung, daß Freizeit in Freiheit umspringen könne. Adorno (1998, 10.2, S. 645–655).

Wert und Unwert von Müßiggang und Muße 5

„Müßiggang ist aller Laster Anfang", weiß der Volksmund zu vermelden.[1] Dem stimmt Rousseau zu, wenn er sagt: „Ich weiß, daß man die Kinder beschäftigen muß und Müßiggang die größte Gefahr für sie ist." Dem widersprach das enfant terrible der deutschen Frühromantik, Friedrich Schlegel: „O Müßiggang..., du heiliges Kleinod! einziges Fragment der Gottähnlichkeit, das uns noch aus dem Paradiese blieb."[2] Auch Kierkegaard fand „nichts Übles" am Müßiggang. Er bemerkte: „Um dem Laster zu wehren, empfiehlt man die Arbeit. Es ist indessen... ersichtlich, daß die ganze Betrachtung von sehr plebejischer Extraktion ist. Müßiggang als solcher ist keineswegs des Lasters Anfang, im Gegenteil, er ist ein wahrhaft göttliches Leben, wenn man sich nicht langweilt. ... Die olympischen Götter langweilten sich nicht; sie lebten glücklich in glücklichem Müßiggang."[3] Vielleicht ist Muße derjenige Müßiggang, der Langeweile nicht aufkommen läßt. Und vielleicht auch erzwingt das Regime des Arbeitsethos, daß in den Pausen der Arbeit, d. h. in der Freizeit, Langeweile aufkommt, die durch einen „Zeit-Vertreib" vertrieben werden soll, statt daß der Arbeitsgetriebene und Zeitvertreibende sich noch der Muße widmen könnte. Langeweile entsteht durch Monotonie, d. h. das Fehlen von Wechsel und Wandel. Genau deswegen kann auch Arbeit langweilig sein. Und umgekehrt: Wiederholung als solche ist nicht langweilig, wenn man nämlich beachtet, daß jede Wiederholung eine Variation ist, Wieder-holung eines Vergangenen ist in exaktem Verständnis gar nicht möglich.[4] Freilich läßt sich der Aspekt auch auf das im Wiederholen Identische lenken und so den Überdruß hervorheben.

---

[1] Das Grimmsche Wörterbuch kennt als Erstbeleg die „Lehrreichen Schriften" von Johann Balthasar Schupp, erstmals 1677 erschienen, dort heißt es: „müssiggang ist aller laster anfang, und des teufels ruhebank." Jacob u. Wilhelm Grimm: Deutsches Wörterbuch Bd. 12, Sp. 2779.

[2] Dischner (1980, S. 37–129).

[3] Kierkegaard (1960, S. 335 f.).

[4] Röttgers (2011, S. 209–225).

K. Röttgers, *Muße und der Sinn von Arbeit: Ein Beitrag zur Sozialphilosophie von Handeln, Zielerreichung und Zielerreichungsvermeidung*, essentials, DOI 10.1007/978-3-658-05386-4_5, © Springer Fachmedien Wiesbaden 2014

Den rechten Einstieg in unser Thema bietet – wie immer – Aristoteles: „Denn wenn auch beides sein muß, so ist doch das Leben in Muße dem Leben der Arbeit vorzuziehen, und das ist die Hauptfrage, mit welcher Art Tätigkeit man die Muße auszufüllen hat." Ich zitiere weiter und etwas umfänglich Aristoteles: „Die Glückseligkeit scheint weiterhin in der Muße zu bestehen. Wir opfern unsere Muße, um Muße zu haben. ... Wenn also nun zwar unter allen tugendhaften Handlungen diejenigen, die sich um Staat und Krieg drehen, an Schönheit und Größe obenanstehen und sie trotzdem mit der Muße unvereinbar und auf ein außer ihnen liegendes Ziel gerichtet sind und also nicht ihrer selbst wegen begehrt werden, und wenn dagegen die betrachtende Tätigkeit der Vernunft an Ernst hervorragt, und keinen andern Zweck hat als sich selbst, auch eine ebenso vollkommen wie eigentümliche Lust in sich schließt, die die Tätigkeit steigert, so sieht man klar, daß in dieser Tätigkeit, soweit es menschenmöglich ist, die Autarkie, die Muße, die Freiheit von Ermüdung und alles, was man sonst noch der Glückseligkeit beilegt, sich finden muß. Und somit wäre dies die vollendete Glückseligkeit des Menschen..."[5] Das Kriterium, das Aristoteles hier in Anschlag bringt, ist das eines außerhalb oder innerhalb einer Tätigkeit liegenden Zweckes. Arbeitende Tätigkeit hat einen Zweck außerhalb ihrer selbst. Man arbeitet, *um* etwas zu produzieren, *um* Geld zu verdienen, *um* sich Achtung zu verschaffen, etc. Diese Art der Um-zu-Tätigkeiten, ihre teleologische Ausrichtung, läßt immer die Frage zu: und wozu das: wozu willst du etwas produzieren (die mögliche Antwort, um es zu benutzen, beendet nicht das Wozu-Fragen), wozu willst du Geld verdienen, wozu willst geachtet sein etc.? Dasjenige aber, was sein Ziel in sich selbst hat, läßt diese Fragen nicht zu, sie werden sinnlos. Wozu willst du glücklich sein, ist eine unsinnige Frage. Wenn nun Aristoteles die Muße als etwas ansieht, das der Glückseligkeit beigelegt wird, dann wird man auch für die Muße die Frage nach dem Zweck ausscheiden müssen. Muße und Glückseligkeit verhalten sich nicht so zueinander wie Mittel und Zweck, sondern wie Teil und Ganzes. Das Musizieren, beispielsweise in der Ausführung eines Streichquartetts, hat keinen außerhalb des Vollzugs liegenden Zweck (etwa den Schlußakkord zu erreichen, damit das Musikstück „fertig" sei, so wie etwa der letzte Nagel eines Produkts dieses fertigstellt); der Part der Bratsche in diesem Prozeß ist nicht Mittel zu dem Zweck, das Musikstück fertigzustellen, sondern er ist Teil des Ganzen dieser Aufführung. Aristoteles unterscheidet diese beiden Tätigkeitssorten als Poiesis, die einen Zweck außerhalb hat, und Praxis, die den Zweck in sich selbst hat. Ein gelingendes Leben ist von anderer Struktur als die Herstellung eines Stuhls, auch wenn, ob ein Leben gelungen ist, man erst am Ende beurteilen kann, strebt man doch den Todesmoment nicht in gleicher Weise an wie die Fertigstellung des Stuhls.[6]

---

[5] Aristoteles (2001, S. 441 ff.).

[6] Cf. auch A. Hetzel: Zwischen Poiesis und Praxis.

Was Aristoteles freilich verschweigt, bringt Kant zur Sprache: Wenn die einen Muße genießen wollen, ohne zu arbeiten [also Aristoteles], so werden andere arbeiten müssen, ohne zu genießen. „Es liegt nämlich nicht bloß in der natürlichen Trägheit, sondern auch in der Eitelkeit der Menschen (einer mißverstandenen Freiheit), daß die, welche zu leben haben, es sei reichlich oder kärglich, in Vergleichung mit denen, welche arbeiten müssen, um zu leben, sich für Vornehme halten. — Der Araber oder Mongole verachtet den Städter und dünkt sich vornehm in Vergleichung mit ihm: weil das Herumziehen in den Wüsten mit seinen Pferden und Schafen mehr Belustigung als Arbeit ist. Der Waldtunguse meint seinem Bruder einen Fluch an den Hals zu werfen, wenn er sagt: ‚Daß du dein Vieh selber erziehen magst wie der Buräte!‘ Dieser gibt die Verwünschung weiter ab und sagt ‚Daß du den Acker bauen magst wie der Russe!‘ Der Letztere wird vielleicht nach seiner Denkungsart sagen: ‚Daß du am Weberstuhl sitzen magst, wie der Deutsche!‘ “[7] Aber, so artikuliert Kant das Arbeitsethos der Neuzeit, es tut dem Menschen auch gar nicht gut, nicht zu arbeiten: „Die Frage: ob der Himmel nicht gütiger für uns würde gesorgt haben, wenn er uns Alles schon bereitet hätte vorfinden lassen, so daß wir gar nicht arbeiten dürften, ist gewiß mit Nein zu beantworten: denn der Mensch verlangt Geschäfte, auch solche, die einen gewissen Zwang mit sich führen. Eben so falsch ist die Vorstellung, daß, wenn Adam und Eva nur im Paradiese geblieben wären, sie da nichts würden getan, als zusammengesessen, arkadische Lieder gesungen und die Schönheit der Natur betrachtet haben. Die Langeweile würde sie gewiß eben so gut als andere Menschen in einer ähnlichen Lage gemartert haben.“[8] Daher ist es von größter Wichtigkeit, die Kinder frühzeitig zum Arbeiten zu erziehen. Das Arbeitsethos der Neuzeit unterstellt, daß es zur Langeweile nur eine einzige Alternative gibt: Arbeiten, Arbeiten, Arbeiten. Wie man sieht, scheiden auch die Einstellungen zu Arbeit und Muße oder Müßiggang die Geister in den Phantasien über göttliche oder paradiesische Zustände. Langweilen sich Adam und Eva, wenn es keine Arbeit zu verrichten gibt, oder pflegen sie den Müßiggang wie die olympischen Götter.

Geht man von dem deutschen Wort „Muße“ aus, so läßt sich als erstes feststellen, daß das seit ca. 800 belegte Wort zu einem indoeuropäischen Stamm gehört, dessen Grundbedeutung etwa „messen“ und „ermessen“ sein dürfte. Zu diesem Stamm gehören nicht nur das deutsche „Maß“ und „müssen“, sondern auch griech. medesthai „bedacht sein auf“ und lat. meditari „nachsinnen“ und modus „Maß, Weise“ und selbstverständlich auch neubairisch „a Maß“. Es stellt sich aber insofern auch eine Symmetrie zum Gegenbegriff der Arbeit ein, als es wie die Nichtarbeit auch eine „Unmuße“ gibt, wie das Grimmsche Wörterbuch verrät.

---

[7] Kant (2006, S. 390).

[8] Himmelmann (2003, S. 471).

Das Arbeitsethos der Moderne 6

Das aristotelische Konzept von Muße als arbeitsentlastete Ermöglichung von theoria und einem betrachtenden Leben (vita contemplativa), darauf deutet ja immerhin schon Kant, ist auf moderne Gesellschaften so nicht übertragbar. Für sie gilt nicht nur Kants Einwand, sondern für sie gilt vor allem jene Überhöhung des Arbeitsbegriffs, die Augustinus vorgedacht und die lt. Max Weber im für den Kapitalismus konstitutiven Protestantismus wirksam ist und die schließlich Hegel in seiner „Phänomenologie des Geistes"[1] auf den Begriff gebracht hat, indem er die Arbeit als Moment der Bewegung des Zu-sich-selbst-Kommens des Bewußtseins interpretierte. Im reinen Genuß (nämlich des Herrn) verschwindet die Gegenständlichkeit, durch die das Bewußtsein zu sich hätte kommen können. In der Arbeit aber (nämlich des Knechts) ist die verzehrende Begierde gehemmt und das Verschwinden des Gegenstandes aufgehalten. Arbeit bei Hegel ist Bilden, und zwar sowohl des Gegenstandes in der Bearbeitung als auch des Bewußtseins, das sich selbst darin gegenständlich wird. Dieser Modus ist daher Sinnkonstitution. Wenn also bei Aristoteles die Arbeit der Anderen den Weg zum Sinn freigibt, so ist für Hegel gerade die nur genußvolle Freiheit von Arbeit ein Handicap, das von Sinnkonstitution abschneidet, weil Sinn nicht über den ungehemmten Konsum (Hegel spricht von „Begierde" und „Genuß"), sondern nur über die Arbeit zu haben ist. Wenn Renate Wahsner in einem Aufsatz von 1993 feststellt „Gott arbeitet nicht",[2] so ist das als Hegel-Kritik gemeint, weil es ihr scheint, daß dieser Hegelsche überhöhte Arbeitsbegriff die Struktur göttlicher Schöpfung hat; aber creatio ist etwa anderes als Arbeit. Bekanntlich reichten für Gott Worte aus, um eine Welt Wirklichkeit werden zu lassen. Für den Hegelschen Knecht sieht das eigentlich ganz anders aus; er arbeitet für den Herrn aus Furcht vor ihm: Frondienst. Zugleich aber ist seine

---

[1] Hegel (1970, S. 145 ff.) zu Hegels Arbeitsbegriff, Lim (2002), Schmidt am Busch (2002).

[2] Wahsner (1993/3, S. 25–38).

K. Röttgers, *Muße und der Sinn von Arbeit: Ein Beitrag zur Sozialphilosophie von Handeln, Zielerreichung und Zielerreichungsvermeidung*, essentials, DOI 10.1007/978-3-658-05386-4_6, © Springer Fachmedien Wiesbaden 2014

Arbeit für Hegel die einzige Chance zur Emanzipation, während der Herr aufs träge Genießen festgelegt ist. Daß es sich bei der Herr-Knecht-Problematik bei Hegel um Formen des Bewußtseins handelt und daß die Position des Knechts in dieser Konfiguration die zukunftweisende ist, wird unterschlagen von einer vulgärmarxistischen Sicht, die den Knecht mit dem geknechteten Proletariat identifiziert als auch von einer vulgärfeminstischen, die den Knecht als die Frau in der Geschichte interpretiert.

An sich, so kritisiert dann auch Marx, könnte Arbeit sinnkonstitutiv sein, aber, was Hegel nicht berücksichtigt, unter kapitalistischen Bedingungen ist sie es nicht, weil dem Knecht (bei Marx dem „Proletarier") der Gegenstand entwendet wird. Jenes Verschwinden des Gegenstandes, von dessen Aufhalten in der Arbeit bei Hegel die Emanzipation des Knechtes abhing, erscheint bei Marx nur vorübergehend aufgehalten. In der entfremdeten Arbeit verschwindet er auf immer im Kapital. Zwar kennt auch Hegel die Muße, aber bei ihm ist sie nur jene Unterbrechung der Arbeit am Sonntag, an jenem Tag, an dem angeblich auch Gott ruhte und die Aristoteles als Spiel abqualifizierte und nicht als Muße anerkannte. Also auch auf die Hegelsche Art kommt man nicht zu einem qualifizierten Begriff von Muße, der als Gegenbegriff zur Arbeit geeignet sein könnte.

Josef Pieper hat, allerdings in problematischer Anknüpfung an Antike und Mittelalter (Idee der vita contemplativa), einen gehaltvollen Mußebegriff neu zu formulieren versucht und kommt zu dem bemerkenswerten Ergebnis, daß der Bereich der Muße „der Bereich der Kultur überhaupt sei".[3] Wenn das aber so wäre, dann ergäbe sich ein ganz anderes Verhältnis zwischen Arbeit und Muße. Zwar wären sie immer noch Gegensätze, aber Gegensätze in einem dialektischen Sinne. Das soll heißen, daß der Arbeitsbegriff selbst in den Begriff der Muße umschlägt und umgekehrt. Denn es ist dann offenkundig, daß nur ein ökonomisch reduzierter Arbeitsbegriff keinen Raum für eine solche Muße ließe, sondern allenfalls für Freizeit als Arbeitsunterbrechung, die dann mit Konsumieren ausgefüllt werden müßte, und auch, daß nur ein reduzierte Begriff von Muße im Nichtstun, und Langeweile bestünde, die sich allein noch von beliebiger Geschäftigkeit, nicht aber von Arbeit abhöbe.

---

[3] Pieper (1965); Cf. auch Bloch (1985, S. 1073). „. . . Kultur bildet so, in der Muße, die ihre Arbeit ist, . . . Substanzen der wirklichen Freizeit." – Muße als Kultur-Arbeit.

Muße als Gegenbegriff von Arbeit ist, wie gesagt, etwas anderes als Freizeit.[1] Aber was ist es, das die Zeit, in der sich Muße ereignet, zu etwas anderem als der Frei-Zeit macht? Offenbar ist es das Moment der Zeitgestaltung selbst, das sich in Muße als Maß und Angemessenheit ausprägt. In der Zeit-Gestaltung der Muße wird die Präsenz nicht als Mittel zur Realisierung eines in der Zukunft liegenden Zwecks eingesetzt.

Arbeit und Muße sind zwei Formen, mit der Endlichkeit umzugehen, mit dem, was die Tradition als die brevitas vitae thematisiert hat. Arbeit als Antwort auf Endlichkeit bedeutet: Die Ressourcen des Lebens sind knapp ebenso wie die Ressource „Leben" selbst, wir müssen sparsam und rationell mit ihr umgehen, indem wir unsere Zwecke mit rationalem Mitteleinsatz zu erreichen versuchen. Ich möchte dem Arbeitsethos eingeschriebene Haltung das „Ökonomieprinzip" nennen. Jedoch seit der Antike rühren auch die Bedenken gegen dieses Modell. So sagte etwa Epikur: „Das Leben geht mit Aufschieben dahin, und jeder von uns stirbt, ohne Muße gefunden zu haben."[2] Sein sonstiger Kontrahent Seneca pflichtet ihm bei: „Wir haben keine knappe Zeitspanne, wohl aber viel davon vergeudet. . . . Wenn du das Leben zu gebrauchen verstehst, ist es lang." Und er bringt seine Einsicht auf folgenden Leitsatz: „Nur ein kleiner Teil des Lebens ist es, in dem wir leben. Die ganze übrige Spanne ist nicht Leben, sondern Zeit."[3] Diesen kleinen Teil bei Seneca, den wir leben, haben wir hier mit Muße bezeichnet. Arbeit beruht auf Aufschub; so arbeiten wir beispielsweise, um in jenem Riesenbatzen Freizeit, den wir Ruhestand nennen,

---

[1] Auch A. Braun fragt sich, ob wir eine neue Definition von Muße brauchen, entscheidet sich dann aber doch für den Begriff der Freizeit, den sie erweitert wissen möchte als Zeit nicht nur der Reproduktion der Arbeitskraft, sondern „des Lebens". Braun (1999).

[2] Zit. nach Knischek (1999, S. 294).

[3] Seneca (1986, S. 5, 7).

K. Röttgers, *Muße und der Sinn von Arbeit: Ein Beitrag zur Sozialphilosophie von Handeln, Zielerreichung und Zielerreichungsvermeidung*, essentials, DOI 10.1007/978-3-658-05386-4_7, © Springer Fachmedien Wiesbaden 2014

21

unser Auskommen, d. h. noch genügend Ressourcen zu haben. Muße dagegen erfüllt die Gegenwart. Ludwig Feuerbach sagte: „Je kürzer unser Leben ist, je weniger wir Zeit haben, gerade desto mehr haben wir Zeit; denn der Mangel an Zeit verdoppelt unsere Kräfte, concentrirt uns nur auf das Notwendige und Wesentliche, flößt uns Geistesgegenwart, Unternehmungsgeist, Tact, Entschlossenheit ein. . .“.[4]

Muße hat ein praktisches, Arbeit ein poietisches Verhältnis zu ihrem Vollzug. Ich möchte das der Haltung der Muße eigene Prinzip das „Kulturprinzip" nennen. Es verweilt. Es wählt Umwege, Digressionen, Metaphoriken, weil es im Prozeß selbst seinen Ort und seine Zeit hat und nicht über ihn hinausschießen möchte auf ein Telos außerhalb; in dem Sinne ist es eine „Zielerreichungsvermeidung".

Aber auch Muße ist nicht unproduktiv, sondern im Produkt der Muße vergißt sich der Prozeß nicht. Zwar fallen einem zur Veranschaulichung vor allem Beispiele aus handwerklicher oder bastelnder Tätigkeit ein, incl. selbstgeschriebener Computerprogramme, soll allerdings dieser den Sinn von Arbeit erhellende Begriff von Muße irgendeine Relevanz haben, dann darf er sich nicht in solchen vormodernen oder allenfalls modernen Kontexten erschöpfen, sondern muß auch für postmoderne Kontexte Gültigkeit beanspruchen. Wir müssen ihn also dort aufsuchen, wo er dialektisch, d. h. mit innerer Notwendigkeit in Arbeit umschlägt. Und das ist genau der Punkt, an dem die bricolage[5] zur Innovation wird, wo das zuvor Unbekannte und daher Ungeplante sich ereignet. Die Dezision – im Unterschied zur Ausführung eines Plans – das Unplanbare, das sich in einer Situation ergibt, gehört zu dieser Form von Ereignissen. Die Unterbrechung alltäglicher Routinen, hat im Hinblick auf diese Routinen etwas durchaus Destruktives. Die Destruktion der Emsigkeit von Zielerreichungen kommt der Muße zu. Aber das ist als Grundlage des Kulturprinzips nicht die reine Zerstörung, sondern in dem unproduktiven Innehalten, in der Verschiebung der Geltungen des Sinns, liegt die Chance jeglicher Innovation. Und das ist auch genau der Ort, an dem Schumpeter die Unternehmertätigkeit ansetzt.[6] Diesen innovativen Aspekt aus dem Arbeitsbegriff auszuschließen, d. h. die Muße in eine abstrakte Negation zu Arbeit zu setzen, hieße nicht nur, Arbeit als Wiederholungszwang festzuhalten, sondern auch eine bestimmte Art von Produktivität per fiat vom Sinn von Arbeit fernzuhalten. Will man solche definitorischen Gewaltsamkeiten nicht, kommt man nicht umhin zu sagen, der Sinn von Arbeit ist ohne Muße in der Arbeit unvollständig beschrieben. Damit aber wird der Sinn von Arbeit in sich widersprüchlich. Er hat einerseits die Zweck-Mittel-Struktur

---

[4] Feuerbach (1959, II, S. 375).

[5] Dieser von C. Lévi-Strauss geprägte Begriff hat vielfach Eingang gefunden in die einschlägigen theoretischen Zusammenhänge. Lévi-Strauss (1968, S. 35 ff.).

[6] Schumpeter (1980, S. 134–142); ders. (1997); vgl. dazu Immerthal (2007).

rationalen Handelns, die, da die Handlungsziele in der Zukunft die Mittel aber in der Gegenwart liegen, durchaus als durch die objektive Zeit strukturiert gedacht und in ihr gemessen werden kann. Er hat aber andererseits auch die Zeitstruktur der Muße, durch die die Dominanz einer erfüllten und sich in sich ausdehnenden Gegenwart gesetzt ist, für die Vergangenheit und Zukunft einerseits Horizont, andererseits Reflexionsformen sind. Dieser Widerspruch muß ausgehalten und aufgehoben werden. Aber schauen wir zunächst auf die andere Seite.

Muße, soll sie etwas anderes sein als Müßiggang oder Arbeitsverweigerung, d. h. bloß abstrakter praktischer Protest gegen die Arbeitsgesellschaft, braucht einen in sich sinnvollen Inhalt und nicht nur eine bestimmte Zeitstruktur. Schon Aristoteles hatte an der schon zitierten Stelle gesagt, es sei die „Hauptfrage", „mit welcher Art Tätigkeit man die Muße auszufüllen hat." Und seine erste Negativantwort war, daß diese Tätigkeit nicht im Spielen bestehen könne, wobei er unter Spielen hier die Unterbrechung der Arbeit zum Zweck der Erholung versteht.[1] Muße, da sie von anderem Typ sein soll, ist also keine bloße Arbeitsunterbrechung, keine die Arbeit skandierende Pause. Für Aristoteles ist Muße vielmehr der logische Ort der Glückseligkeit. Und weil das so sei, könne man bei Muße nicht nach dem Zweck der Tätigkeiten in Muße fragen; denn das Glück hat kein Ziel oder Zweck, sondern ist selbst letztes Ziel und Zweck. M. a. W. in der Tätigkeit, die die Muße ausfüllt, gibt es keinen Zweck, der außerhalb ihrer selbst läge. Das schließt allerdings nicht aus, daß Einzelhandlungen innerhalb der Praxis der Muße poietischen, herstellenden, d. h. externe Zwecke verfolgenden Charakter haben können, sofern sie nicht ihre Zwecke außerhalb der Muße haben. Im Gegenteil, wer jede konkrete Tätigkeit mit dem Hinweis verweigerte, er müsse sich stattdessen um sein Glück kümmern (heute sagt man oder frau auch: um die Selbstverwirklichung, wobei das Sich-Kümmern um die „Verwirklichung" eines angeblichen Selbst oft genug einem therapeutischen Berater- oder Betreuer-Design anvertraut wird), der weiß nicht, was er sagt und wird sein Glück mit Sicherheit verfehlen. Und so schlägt auch hier der Begriff der Muße in den der Arbeit um. Muße ohne in sie eingelagerte Arbeit ist nicht denkbar.

Kann man etwa für die für Muße typische Zeitstruktur das Musizieren als Beispiel anführen, in dem es um Zeiterfüllung und nicht um Zeiteinsatz zum Zweck

---

[1] Dieser Spielbegriff ist natürlich seit Schiller völlig überholt, vielleicht sollte man daher zweckmäßigerweise anders übersetzen, etwa als Freizeitaktivität.

K. Röttgers, *Muße und der Sinn von Arbeit: Ein Beitrag zur Sozialphilosophie von Handeln, Zielerreichung und Zielerreichungsvermeidung*, essentials, DOI 10.1007/978-3-658-05386-4_8, © Springer Fachmedien Wiesbaden 2014

der Erreichung eines dem Prozeß selbst externen Zweck geht,[2] als es also z. B. das Erreichen des Schlußakkords wäre, (im Gegensatz dazu im Arbeiten um genau ein solches Erreichen eines Zwecks, in dem der Prozeß an ein Resultat gelangt), so wird durch unsere Überlegungen zu Arbeit in der Muße der Blick dafür freigegeben, daß die Musik dem Musizierenden nicht schlaraffisch in den Schoß fällt, vielmehr heißt es: üben, üben, üben. Und das Einüben eines Musikstücks hat genau diese Zweck-Mittel-Struktur, die dem Arbeiten als solchem eigentümlich ist: Man übt, um am Ende perfekt zu spielen. In diesem Sinne könnte man vielleicht sogar – übertreibend – sagen: Das Glück der Muße will erarbeitet sein.

---

[2] Zur Zeitstruktur der Musik allgem. G. Brelet: Le temps musical. 2 Bde. Paris 1949: die Zeit der Musik ist weder objektive Zeit der Uhren noch bloß subjektive Zeit der Seelen, sondern „c'est incarnée dans le concret, l'essence métaphysique du temps, que notre vie temporelle quotidienne à la fois révèle et dissimule", lautet ihre phänomenologische Auskunft.

Die Dialektik von Muße und Arbeit 9

So sind Arbeit und Muße zwar Gegensätze, aber in ihrer dialektischen Vermittlung zeigt sich die gegenseitige Verschränkung und Durchdringung beider, so daß jede Seite die andere Seite als ihr Bestes hat.[1] Allerdings muß diese Verschränkung auch nicht unbedingt als Dialektik gedeutet werden. Bei Nietzsche findet sich eine Einnistung der Nichtarbeit in Arbeit, die diese über sich selbst in eine andere Zukunft hinausweist. Die „Arbeit" des Denkenden und Schreibenden ist von dieser Art, zwar ist sie Arbeit und produziert etwas, zugleich aber ist sie eine Nichtarbeit, nämlich genau Muße, durch die die Zeitstruktur des rational planvollen Handelns der Arbeit durchbricht, indem sie fragt, Perspektiven eröffnet und die Zeitstruktur des immer mehr und immer besser durch die Zeitstruktur der Wiederkehr des Gleichen unterwandert. Schäfer interpretiert diesen Schreibgestus Nietzsches folgendermaßen. „Dieses Schreiben wäre produktiver als die Produktivität der ‚Arbeit', weil es nicht mehr nach Lockes Maßgabe der Verwandlung der Andersheit durch Arbeit, sondern nach Maßgabe des Zulassens von Andersheit operiert."[2]

Geht man jedoch von einer Dialektik aus, d. h. von einer iterierenden Wiederholung der Aufhebung, dann muß man feststellen, daß sie sich nicht in einer einmaligen Vermittlungsfigur fixieren läßt, oder anders gesagt, daß sie über sich hinaustreibt zum erweiterten Widerspruch. In diesem Sinne haben einige Muße-Theoretiker gemeint, daß, wenn schon Arbeit und Muße miteinander vermittelt seien, es einen Begriff von Alltag gebe, zu dem Muße in einem unvermittelten Gegensatz stünde. Das Spiel (nach Aristoteles) oder der freizeitliche Konsum un-

---

[1] B. Kuppler SJ bezeichnet in seinem Beitrag „Freizeit als neuer Reichtum" Arbeit und Freizeit als Gegensätze, Arbeit und Muße dagegen als komplementäre Begriffe. Kuppler (2013). Die Dialektik oder Verschränkung wird ignoriert, wenn man behauptet, die Arbeitsgesellschaft werde jetzt durch eine Mußegesellschaft abgelöst, so die 3. These in G. Dischners Buch: Liebe und Müßiggang, S. 10.

[2] Schäfer, S. 233.

K. Röttgers, *Muße und der Sinn von Arbeit: Ein Beitrag zur Sozialphilosophie von Handeln, Zielerreichung und Zielerreichungsvermeidung*, essentials, DOI 10.1007/978-3-658-05386-4_9, © Springer Fachmedien Wiesbaden 2014

terbricht die Arbeit oder läßt sich von ihr unterbrechen. Beides aber ist Alltag. Dem steht als unversöhnter Gegensatz gegenüber das Fest oder die Feier. Der Alltag also, in seinem Wechsel von Arbeit und Nichtarbeit, hätte im Fest seinen absoluten Gegensatz, in ihm wäre Muße eben noch nicht mit Arbeit vermittelt. Aber es hilft nichts. Wenn wir die eine Seite banalisieren, die andere emphatisieren, gewinnen wir entweder nur immer abstraktere Bestimmungen oder wir werden darauf verwiesen, daß auch diese Begriffe in ihrer Konkretion vermittelt erscheinen.[3]

Und wenn B. Russell gesagt haben soll,[4] er verspreche sich einen wirklichen Fortschritt nicht von einer Vermehrung der Freude an der Arbeit, sondern von der Vermehrung der Muße, so zeigt seine simple Alternative, daß ihm die dialektische Vermittlung von Arbeit und Muße verborgen geblieben ist.

Arbeit läßt sich teilen, und die Arbeitsteilung gilt als eine der bedeutendsten Errungenschaften in der Entwicklung der Ökonomie. Muße läßt sich nicht teilen. In diesem Unterschied begründet sind auch zwei verschiedene Formen des Sozialen. Arbeitsteilung erzeugt einerseits Tauschbeziehungen auf dem Markt, andererseits Kooperationen an den Arbeitsplätzen. In beiden Fällen finden Individuen zusammen, was ihre vorgängige Individualisierung zur Voraussetzung hat. Die Muße dagegen ist das Maß des Zwischen. Sie setzt individualisierte Individuen nicht voraus, sondern klärt, wie solche möglich sind. Damit hat sie etwas von einem kreativen Spiel, in dem die Rollen erst entwickelt und zugeteilt werden. Aber auf diese Kreativität aus Muße ist – dialektisch – alle zukunftsfähige Arbeit angewiesen.

---

[3] Das Bewußtsein dafür ist – wie sollte es anders sein? – bei dem großen Klassiker Marx schon in nuce schon vorhanden, s. K. Marx (1953, S. 599); allerdings operiert er mit dem Begriff der „freien Zeit", die er in „Mußezeit" und „Zeit für höhre Tätigkeit" aufteilt und in ihrer Rückwirkung auf den Produktionsprozeß betrachtet. Weder die abstrakte Entgegensetzung von Arbeitszeit und freier Zeit, wie es die bürgerliche Ökonomie seiner Zeit sieht, wird dem gerecht („versteht sich von selbst"!) noch Fouriers Traum, daß Arbeit zu Spiel werden könnte. Nach G. Irmscher (2000, S. 350–373, hier S. 352) spielte genau diese Unterscheidung auch in der DDR eine Rolle, um sich von der BRD abzugrenzen. Sie schreibt: „Doch wurde das antike Lebensbild der Muße in der DDR kulturpolitisch auch genutzt, um gegen die westliche Freizeitkultur zu argumentieren. Arbeitsfreie Zeit für Muße und ‚höhere Tätigkeit' zu nutzen, schien dem angestrebten Menschenbild kongenial zu sein."
[4] Lebensweisheiten, S. 140.

Arbeit im Zeitalter des Hermes

Sehr viel berechtigter ist der Zweifel von Michel Serres, ob der klassische Arbeitsbegriff, der am Produzieren orientiert ist, wegen dieser prometheisch-metaphorischen Grundlast noch geeignet ist, die Informationstransfers, incl. der Geldströme und ihrer beider Wertschöpfungen die Zukunft angemessen beschreiben läßt.[1] Prometheus hat den Menschen die produzierende und naturverwandelnde Arbeit gebracht; befreit nun Hermes die Menschheit davon, oder arbeitet der Gott der Kaufleute, Diebe und Übersetzer auch irgendwie? Beklagte der frühe Marx noch, daß dem Arbeiter im Kapitalismus die Arbeit entfremdet sei, so stellt sich für diese neuen Zusammenhänge nicht-prometheischer Arbeit die umgekehrte Frage, ob hier nicht der Arbeit der Informations-Maschinen und -Programme der Mensch ein fremdes Wesen geworden sei. Man könnte das beklagen oder auch nach der Façon sogenannter Kritischer Theoretiker wegzuwünschen versuchen[2] und zugleich an die uneingelösten Versprechen der Moderne, reaktionär zur Postmoderne,[3] erinnern; aber solches trübt nur den Blick. Wenn wir auch für diese Art des Informations-Transfers und -Austauschs, den die Maschinen und Programme übernommen haben, sagen wollen, daß hier die Maschinen für uns und ohne uns „arbeiten", und ich z. B. getrost schlafen gehen kann, weil ich weiß, daß meine installierte Software im günstigsten Moment zum günstigsten Preis tätig werden wird, wenn wir also das „arbeiten" nennen wollen, dann müssen wir uns fragen lassen, wo hier die Muße bleibt. Oder noch radikaler: Gibt es Muße ohne Menschen? Ich vermute, in einer Frist wird sich diese Frage positiv beantwortet haben, wenn nämlich die Informatiker der Software solche loops eingebaut haben werden, die die Programme zur Selbstoptimierung („Lernen") in einer Weise befähigen, die der Muße

---

[1] Serres (1992, S. 166 ff.,1995, S. 39 ff.).

[2] Typisch etwa: Dreyfus (2001).

[3] Habermas (1994, 1995, 2004), vgl. dazu Jäger und Baltes-Schmitt (2003).

K. Röttgers, *Muße und der Sinn von Arbeit: Ein Beitrag zur Sozialphilosophie von Handeln, Zielerreichung und Zielerreichungsvermeidung*, essentials, DOI 10.1007/978-3-658-05386-4_10, © Springer Fachmedien Wiesbaden 2014

in ihrer Funktionalität in der Menschenwelt entspräche. Nur wenn man sich antikisierend oder humanistisch-menschelnd die Redeweise von Muße einschränkt, wird man die Frage nach der Menschen-freien Arbeit und Muße für absurd erklären wollen. Aber eine für die Postmoderne angemessene Sozialphilosophie wird sich nicht auf ein sogenanntes Menschenbild eines mühe- und mußevollen Menschen begründen lassen. Der Grund liegt sicher nicht darin, daß jemand etwas gegen den oder die Menschen hätte und sie abschaffen möchte oder ihre berechtigten Glückserwartungen infrage stellen möchte, sondern daß eine Sozialphilosophie, will sie auf der Höhe der Zeit angekommen sein, nicht mehr substantialistisch fundiert sein kann.

Von Arbeit – und erst recht von Muße – zu reden, hat demnach auch etwas Nostalgisches, und zwar nicht nur, wie man argwöhnen könnte, weil das Bild der Muße das antike Bild eines bios theoretikos oder einer vita contemplativa heraufzubeschwören scheint und damit extrem unzeitgemäß wäre, sondern gerade auch weil Arbeit nicht mehr der bestimmende Faktor ökonomischer Prozesse ist, der weit überwiegende Teil ökonomischer Prozesse heute Finanztransaktionen sind. Deswegen müssen wir mit Steuergeldern Banken retten, die ihrer Natur und Bestimmung zufolge riskante Finanzgeschäfte betreiben; wir müssen diese Banken retten, weil Arbeit (Arbeitsplätze an ganz anderer Stelle der Ökonomien) davon abhängig ist. Und die Finanztransaktionen, die unsere Wirtschaft bestimmen, sind in ihrer Abwicklung ebenfalls zum allergrößten Teil Computerprogrammen anvertraut und nicht mehr der Arbeit von Bankangestellten. In diesen Prozessen findet keine Lockesche Menschwerdung durch Arbeit mehr statt; da ereignen sich Kapitalwerdungen durch Finanzflüsse. Konnte man die Dialektik von Arbeit und Muße noch als ein anthropologisches Verhältnis interpretieren, so brauchen wir zum Verständnis dieser Entwicklungen dezidiert postanthropologische Kategorien einer Sozialphilosophie.

Keine Fundierung durch ein sogenanntes Menschenbild 11

Daß das Göttliche die Rolle der letztfundierenden Substanz nicht mehr spielen kann, dürfte inzwischen jedem klar geworden sein, genau das war der Prozeß der Moderne. Aber auch Gottes Nachfolger im Amt der Letztfundierung, der Mensch, hat sich als ungeeignet erwiesen; denn die Beerbung der logisch unvereinbaren Eigenschaften Gottes (Weisheit, Güte und Macht), die ehemals durch den Glauben zusammengehalten wurden, führte auch in den diversen Menschenbildern der Moderne zu einem widersprüchlichen Konglomerat aus Anthropologischem, Humanistischem und Humanmedizinischem, wobei die Glaubensintegration eines Glaubens an den Menschen eben nicht mehr als zulässig erachtet wurde. Es kommt darauf an, das Substanzdenken durch ein Denken in Funktionen zu ersetzen. Und das heißt auch, für viele Philosophen schmerzlich, daß wir nicht vom Subjekt oder vom Individuum oder vom Ich oder von der Person oder gar von *dem* Menschen ausgehen (wohlgemerkt: *ausgehen*) dürften, erst recht nicht von der beliebigen Vermischung dieser Kategorien, die alle etwas je Spezifisches meinen, um dann von einem solchen Ausgangspunkt zu untersuchen, wie es mit dem Rest der Welt bestellt sei. Funktionalistisch sollten wir vielmehr von dem Zwischen ausgehen, von dem, was man auch Medium nennen kann und was ich in der Sozialphilosophie des kommunikativen Textes zu Sprache bringe.

Aus den angesprochenen begrifflichen Fallen kommen wir auf diese Weise heraus, und für unser Thema heißt das, daß wir den dialektisch-reflexiven Arbeitsbegriff, d. h. den durch sein Gegenteil „Muße" hindurchgegangenen nicht länger auf „den" Menschen beziehen, sondern konsequent von der Medialität her zu begreifen versuchen, d. h. von dem Raum zwischen den Menschen her. Es ist die Vermittlung selbst zwischen Arbeit und Muße die den Ort für die Frage nach dem Sinn abgibt. Hier stellt sich die Frage nach dem Sinn als Frage nach einer sozial vermittelten Sinndistribution, die das Medium erlaubt, bzw. vernimmt. Und wenn wir jetzt die Sinnkonstitution noch einmal auf die Zeitkonstitution beziehen, er-

K. Röttgers, *Muße und der Sinn von Arbeit: Ein Beitrag zur Sozialphilosophie von Handeln, Zielerreichung und Zielerreichungsvermeidung*, essentials, DOI 10.1007/978-3-658-05386-4_11, © Springer Fachmedien Wiesbaden 2014

scheint diese Frage als diejenige nach der Vermittlung von erfüllter Zeit der Praxis und zielgerichteter Zeit der Poiesis. Und dann werden wir – durch die Moderne zu einer Abweichung von Aristoteles angeleitet bzw. gezwungen – nichtvermittelte Poiesis ebenso wie nichtvermittelte Praxis als sinndefizitär begreifen müssen.

Nicht also der Mangel an Arbeit ist eine Sinnberaubung, so daß die Existenzen von Kindern, Schülern, Studenten, geschiedenen Ehefrauen, Invaliden, Rentnern, Arbeitslosen, Strafgefangenen oder Soldaten sinnlose Existenzen wären. Ebenso wenig aber liegt der sogenannte Sinn des Lebens im Jenseits der Arbeit, in der Freizeit, dem Rentenalter oder der Arbeitslosigkeit, so daß die Arbeit nur Mittel zu eigentlichem Leben-im-Sinn wäre, so daß, wer für andere arbeitet, nur der Dumme wäre und die parasitäre Existenz die eigentlich sinnerfüllte. Weder sind die Arbeitenden Sinnprivilegierte noch sind die Nichtarbeitenden Sinnberaubte, Sinnparasiten oder Sinnerwartende. Die Frage ist in dieser Form falsch gestellt; denn es ist die Vermittlung von Arbeit und Muße, die der Ort der Sinndistribution ist. Eine nicht mit Muße vermittelte Arbeit erscheint dann ebenso sinnlos wie eine arbeitsfreie Muße.

So allerdings, und hier wird es dann für Aristoteliker schwierig zu folgen, wird man die nicht mit Arbeit vermittelte Muße, also den bios theoretikos, das Leben der Philosophen, als sinnlos beschreiben müssen, wenn nämlich die Vermittlung der Ort der Sinndistribution ist. Die nur erfüllte Zeit, ohne jede Zwecksetzungen ist, jedenfalls seit der Moderne, ohne Sinn, sie verfehlt den Anschluß an die gesellschaftlich verbindlich gesetzten Zeitobjektivationen zur objektiven Zeit. Wenn die zuvor genannten Personengruppen nur Muße haben oder hätten, haben sie zu wenig, weil der auf diese Weise maximal erreichbare Sinn ein privatistischer oder Surrogat-Sinn wäre. Das gleiche gilt natürlich für diejenige privatistische Abkopplung der Arbeit von der Vermitteltheit, die etwa der Workaholic praktiziert. Wenn das aber so ist, dann erscheint das Für-Andere(Nichtarbeitende)-Arbeiten ohne weiteres offen für die Möglichkeit von Sinn, problematischer dagegen wird das bewußte Andere-für-sich-arbeiten-Lassen, sei dieser andere nun ein gewisser Aristoteles oder die geschiedene Ehefrau, weil sie normalerweise keine Möglichkeit der Einlagerung von Arbeit für die Betreffenden zuläßt, was ja schon Hegel als das konstitutionelle Defizit der Herrschaft beschrieben hat.

Gleichwohl sind das alles nur Beispiele, weil sie hier nur auf ausgewählte Personengruppen bezogen wurden, die immer auch anders könnten. Mediale Sinndistribution der Vermittlung von Arbeit und Muße muß daher vorrangig auf der gesellschaftlichen, nicht auf der individuellen Ebene diskutiert werden. Dann aber taucht die Frage auf, die den Rahmen unserer Überlegungen sprengen würde, ob es Alternativen zur Vermittlung von Arbeit und Muße oder von Alltag und Fest auf einer erweiterten Ebene geben kann, durch die sozial vermittelter Sinn distribuiert wird. Das wird dann zu der Frage der epistemischen und normativen Selbstdefinition und Selbstbeschreibung einer Gesellschaft.

Politische Konsequenzen 12

Die Idee einer solchen Vermittlung hat Konsequenzen auch für ein gewandeltes Verständnis des Politischen und der Politik. Zu beobachten ist seit längerem angesichts der Wirtschafts- und Finanzkrisen das Bild einer geradezu erbarmungswürdigen Hilflosigkeit und Ratlosigkeit der Großen Politik. Aber man machte es sich viel zu einfach, wollte man die Ursachen oder die Gründe solcher Hilflosigkeit in der Unfähigkeit bestimmter Politiker oder ganzer Regierungen suchen. Vielmehr muß man sich die Frage stellen, was man von der Politik in diesen Fragen erwarten darf. Der Ausgangstatbestand ist nicht nur die Hilflosigkeit einer Politik, die sich im Schema einer Handlungstheorie als Zielerreichung mit Einsatz geeignet erscheinender Mittel versteht, die sie zu einem bloß re-aktiven ad-hoc-Lavieren und einem Als-ob-Handeln verleitet, sondern muß man diese Einsicht eigentlich noch dahingehend steigern, daß diese Handlungs-Simulationen oftmals eine ausgesprochene Dienstbarkeit solchen Handelns angesichts der deregulierten (ent-fesselten) und globalisierten ökonomischen Netze verrät (Stichwort: Banken-Rettungen aus Steuergeldern). Eine These zu Erklärung dieser Ratlosigkeit wäre, daß der sich handlungstheoretisch selbst verstehende politische Diskurs und der netzförmig gestaltete ökonomische Diskurs sich gar nicht verstehen können. Einige Politiker glauben offenbar gemäß dem Diskurs, in dem sie sich bewegen und verständigen, daß „die" Wirtschaft, speziell die Finanzökonomie, ein Widerstand leistender, übergroßer Akteur wäre, den man wie King Kong besänftigen oder zähmen müßte. Von Seiten des ökonomischen Diskurses, weil er nicht handlungstheoretisch, sondern netzförmig konstituiert ist, sieht das ganz anders aus. Wenn die politischen Akteure Maßnahmen ergreifen, ist das für ein Netz kein Widerstand, sondern allemal eine Entwicklungs-Chance in Richtung höherer Komplexität und größeren Raffinements. Auch diese Sachverhalten zwingen dazu, das Verhältnis von Arbeit und Muße nicht mehr individualistisch und dann handlungstheoretisch

K. Röttgers, *Muße und der Sinn von Arbeit: Ein Beitrag zur Sozialphilosophie von Handeln, Zielerreichung und Zielerreichungsvermeidung*, essentials,
DOI 10.1007/978-3-658-05386-4_12, © Springer Fachmedien Wiesbaden 2014

zu verstehen, sondern medialitätstheoretisch auf der Ebene der sozialen Prozesse (des „kommunikativen Textes").

Man hat vom „Absterben der Staaten" gesprochen, und zwar in Folge nicht einer sozialistischen, sondern der aktuellen kapitalistischen Weltrevolution. Das kann allerdings nicht heißen, daß es in Zukunft keine Staaten mehr geben werde, sondern sie werden zunehmend in ihren Funktionen eingeschränkt oder ersetzt. An die Stelle der Großen Politik tritt dann die Mikropolitik, die nicht eine kleinere Politik meint, sondern eine anders verfaßte, nämlich eine netzförmige. Diese Mikropolitik, da sie keinen Herrscher kennt oder anerkennt, ist eine andere Form der Subversion der Großen Politik. Sie steht damit (subversiv) an der Seite der ökonomischen Subversion der Politik; zugleich sind aber ihre Modi von denen der Ökonomie verschieden, weil sie mit dem Kulturprinzip auf eine Zielerreichungsvermeidung setzt. Ihre Sinnstruktur ist nicht durch ein externes zu verwirklichendes Ziel beschrieben, sondern sie versetzt den Sinn und die Sinnrealisierung in den sozialen Prozeß selbst, d. h. in die Muße in dem skizzierten sozialen Sinn. Jean-Luc Nancy sagte deswegen, daß wir beim Sinn anfangen müssen, wenn wir eine andere Politik wollen.[1] Das aber heißt, wir brauchen nicht eine politische Revolution, sondern eine Revolution der Politik. Wir benötigen eine andere Kultur, d. h. eine andere Sinn-Wahrnehmung, die auf das Politische durchschlägt. Die klassische Form dessen ist die Muße, wohl unterschieden von der Freizeit, die ja nur eine Pause im Zielerreichungsprozeß meint. Muße ist aber auch zu unterscheiden vom müßiggängerischen Nichtstun. Die Mikropolitik der Muße ist daher nicht nur eine Subversion der Politik an der Seite der ökonomischen, sondern sie ist als Angemessenheit an den sozialen Prozeß zugleich eine Alternative zum dominanten Ökonomieprinzip des ökonomischen Netzes.

Für die Menschen bedeutete das, daß sie in der Mitte zu Hause sein könnten, statt die Mitte nur als Mittel zu etwas ganz anderem begreifen zu müssen.

---

[1] Nancy (2011, S. 30).

Was Sie aus diesem Essential mitnehmen können

- Sinn läßt sich nur indirekt thematisieren
- Soll Arbeit Sinn sein, dann steht sie in einem dialektischen Verhältnis zur Muße
- Muße ist ihrem Begriff nach eine maßvolle/angemessene Zeitgestaltung, d. h. etwas anderes als bloße Untätigkeit
- Das dialektische Verhältnis von Arbeit und Muße ist insbesondere geeignet, dem Arbeitsbegriff im Übergang von der Gesellschaft industrieller Produktion zur Informationsgesellschaft gerecht zu werden.

K. Röttgers, *Muße und der Sinn von Arbeit: Ein Beitrag zur Sozialphilosophie von Handeln, Zielerreichung und Zielerreichungsvermeidung*, essentials, DOI 10.1007/978-3-658-05386-4, © Springer Fachmedien Wiesbaden 2014

Literatur

Adorno, Theodor W. 1998. *Gesammelte Schriften*. Darmstadt. (Frankfurt a. M. 1997).

Aristoteles. 2001. *Nikomachische Ethik, in der Übers. v. O. Gigon*. Zürich.

Blanchot, Maurice. 1969. *L'entretien infini*. Paris.

Blanchot, Maurice. 2010. *Das Neutrale*. Zürich.

Bloch, Ernst. 1985. *Das Prinzip Hoffnung*. Frankfurt a. M.

Braun, Anneliese. 1999. Konkrete Utopie jenseits der Arbeit? *Z – Zeitschrift für marxistische Erneuerung* 38.

Brelet, Gisèle. 1949. *Le temps musical*. 2 Bd. Paris.

Conrad, Sebastian, Elisio Macamo, und Bénédicte Zimmermann 2000. Die Kodifizierung der Arbeit. Individuum, Gesellschaft, Nation. In *Geschichte und Zukunft der Arbeit*, Hrsg. v. Jürgen Kocka und Claus Offe, 449–475. Frankfurt a. M.

Crowley, Matin. 2008. *L'homme sans. Politiques de la finitude*. Lamecy.

Deleuze, Gilles. 1993. *Logik des Sinns*. Frankfurt a. M.

Derrida, Jacques. 2003. *Schurken*. Frankfurt a. M.

Dischner, Gisela. 1980. *Friedrich Schlegels Lucinde und Materialien zu einer Theorie des Müßiggangs*. Hildesheim.

Dischner, Gisela. 2011. *Liebe und Müßiggang*. Bielefeld.

Dreyfus, Hubert. 2001. *On the Internet*. London.

Feuerbach, Ludwig. 1959. *Sämtliche Werke*. 2. Aufl. Stuttgart-Bad Cannstatt.

Gamm, Gerhard. 2000. *Nicht nichts*. Frankfurt a. M.

Grimm, Jacob, und Wilhelm. 1854. *Deutsches Wörterbuch*. Leipzig.

Habermas, Jürgen. 1994. *Die Moderne - ein unvollendetes Projekt*. Leipzig.

Habermas, Jürgen. 1995. *Die neue Unübersichtlichkeit*. 6. Aufl. Frankfurt a. M.

Habermas, Jürgen. 2004. *Der philosophische Diskurs der Moderne*. Frankfurt a. M.

Hegel, Georg Wilhelm Friedrich. 1970. *Werke*. Frankfurt a. M.

Heidegger, Martin. 2010. *Kant und das Problem der Metaphysik*. 7. Aufl. Frankfurt a. M.

Heidegger, Martin. 1957. *Sein und Zeit*. 8. Aufl.

Hetzel, Andreas. 2001. *Zwischen Poiesis und Praxis. Elemente einer kritischen Theorie der Kultur*. Würzburg.

Himmelmann, Beatrix. 2003. *Kants Begriff des Glücks*. Berlin.

Immerthal, Lars. 2007. *Der Unternehmer*. München.

K. Röttgers, *Muße und der Sinn von Arbeit: Ein Beitrag zur Sozialphilosophie von Handeln, Zielerreichung und Zielerreichungsvermeidung*, essentials, DOI 10.1007/978-3-658-05386-4, © Springer Fachmedien Wiesbaden 2014

Irmscher, Gerlinde. 2000. Freizeitleben: Muße, Feierabend, Freizeit. In *Befremdlich anders: Leben in der DDR*, pp. 350–373. Hrsg. v. Evemarie Badstübner. Berlin.

Jäger, Wieland, und Marion Baltes-Schmitt. 2003. *Jürgen Habermas*. Wiesbaden.

Kant, Immanuel. 1910. *Gesammelte Schriften*, Hrsg. v. d. Preußischen Akademie der Wissenschaften. Berlin.

Kierkegaard, Sören. 1960. *Entweder - Oder*. 2. Aufl. Hrsg. v. Hermann Diem und Walter Rest. Köln.

Kimmerle, Heinz. 2000. *Philosophien der Differenz*. Würzburg.

Klar, Stefan. 2006. *Mensch und Arbeit*. Würzburg.

Knischek, Stefan, Hrsg. 1999. *Lebensweisheiten berühmter Philosophen*. München.

Krämer, Sybille. 2008. *Medium, Bote, Übertragung. Kleine Metaphysik der Medialität*. Frankfurt a. M.

Kuppler, Benno S. J. 2013. Freizeit als neuer Reichtum. http://www.we-wi-we.de/ethik_wirtschaft_freizeit_als_neuer_reichtum.htm. Zugegriffen: 3. Dez. 2013.

Lafargue, Paul. 1887. Le droit à la paresse. Paris 1883, dt. als: Das Recht auf Faulheit: Widerlegung des „Rechts auf Arbeit". Hottingen-Zürich.

Lévi-Strauss, Claude. 1968. *Das wilde Denken*. Frankfurt a. M.

Lim, Sok-Zin. 1966. *Der Begriff der Arbeit bei Hegel*. 2. Aufl. Bonn.

Luhmann, Niklas. 1971. Sinn als Grundbegriff der Soziologie. In *Theorie der Gesellschaft oder Sozialtechnologie – Was leistet die Systemforschung?*, Hrsg. Jürgen Habermas und Niklas Luhmann. Frankfurt a. M.

Mack, Wolfgang, und Kurt Röttgers. 2007. *Gesellschaftsleben und Seelenleben*. Göttingen.

Macpherson, Crawford B. 1990. *The Political Theory of Possessive Individualism: Hobbes to Locke. Oxford 1962, dt. als: Die politische Theorie des Besitzindividualismus*. 3. Aufl. Frankfurt a. M.

Marquard, Odo. 1981. Der angeklagte und der entlastete Mensch in der Philosophie des 18. Jahrhunderts. In ders. *Abschied vom Prinzipiellen*, Hrsg. 39–66. Stuttgart.

Marquard, Odo. 1986. Zur Diätetik der Sinnerwartung. In ders. *Apologie des Zufälligen*, 33–53. Stuttgart.

Martin, Norbert. 1984. Muße. In *Historisches Wörterbuch der Philosophie VI*, 257–260. Basel.

Marx, Karl. 1953. *Grundrisse der Kritik der Politischen Ökonomie (Rohentwurf) 1857–1858*. Berlin.

Nancy, Jean-Luc. 2011. *Politique et au-delà. Entretien avec Philip Armstrong et Jason E. Smith*. Paris.

Nancy, Jean-Luc. 1993. *Le Sens du monde*. Paris.

Nancy, Jean-Luc. 2004. *Singulär plural sein*. Berlin.

Nietzsche, Friedrich. 1980. *Sämtliche Werke. Kritische Studienausgabe*. (Hrsg. v. G. Colli und M. Montinari). München.

Ortega y Gasset, José. 1949. *Betrachtungen über die Technik - Der Intellektuelle und der Andere*. Stuttgart.

Pieper, Joseph. 1965. *Muße und Kult*. 7. Aufl. München.

Röttgers, Kurt. 2011. Es wiederholt sich. In *Philosophie und Nicht-Philosophie*, Hrsg. v. Friedrich Balke und Marc Rölli, 209–225. Bielefeld.

Röttgers, Kurt. 1993. *Kants Kollege und seine ungeschriebene Schrift über die Zigeuner*. Heidelberg.

Röttgers, Kurt. 2002. *Kategorien der Sozialphilosophie*. Magdeburg.

Röttgers, Kurt. 2013. *Kopflos im Labyrinth*. Essen.

Röttgers, Kurt. 2012. *Das Soziale als kommunikativer Text*. Bielefeld.

Rousseau, Jean-Jacques. 1967. *Lettre à M. d'Alembert sur son article Genève*. Paris.

Rousseau, Jean-Jacques. 2003. *Träumereien eines einsamen Spaziergängers*. Stuttgart.

Schäfer, Martin Jörg. 2013. *Die Gewalt der Muße. Wechselverhältnis von Arbeit, Nichtarbeit, Ästhetik*. Zürich.

Schmidt am Busch, Hans-Christoph. 2002. *Hegels Begriff der Arbeit*. Berlin.

Schürmann, Volker. 2003. *Muße*. 2. Aufl. Bielefeld.

Schützeichel, Rainer. 2003. *Sinn als Grundbegriff bei Niklas Luhmann*. Frankfurt a. M.

Schumpeter Joseph A. 1980. *Kapitalismus, Sozialismus und Demokratie*. 5. Aufl. München.

Schumpeter, Joseph A. 1997. *Theorie der wirtschaftlichen Entwicklung*. 9. Aufl. Berlin.

Seneca. 1986. *De brevitate vitae – Von der Kürze des Lebens*. Stuttgart.

Seitter, Walter. 1985. *Menschenfassungen. Studien zur Erkenntnispolitikwissenschaft*. München.

Serres, Michel. 1992. *Hermes II: Interferenz*. Berlin.

Serres, Michel. 1995. *Die Legende der Engel*. Frankfurt a. M.

Simmel, Georg. 2004. Metaphsik der Faulheit. In *Georg-Simmel-Gesamtausgabe 17*, 392–397. Frankfurt a. M.

Wahsner, Renate. 1993. Gott arbeitet nicht. *Berliner Debatte INITIAL* 1993 (3): 25–38.

Welsch, Wolfgang. 2007. The human-over and over again. In *Weakening Philosophy. Essays in Honour of Gianni Vattimo*, Hrsg. v. Santiago Zabala, 87–109. Montreal.

Welskopf, Elisabeth Charlotte. 1962. *Probleme der Muße im alten Hellas*. Berlin.